## Dr Frédéric BOUCHET

MÉDECIN STAGIAIRE AU VAL-DE-GRACE

# A propos

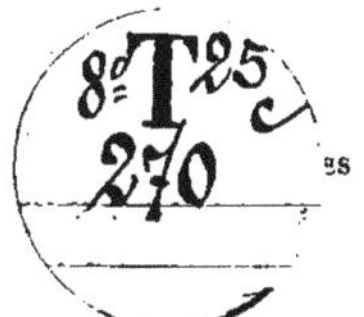

# "Question du Lait"

De l'influence des Sociétés de Médecins sur l'Alimentation
des Villes en Lait

# A PROPOS

## DE LA

# "QUESTION DU LAIT"

DE L'INFLUENCE DES SOCIÉTÉS DE MÉDECINS SUR L'ALIMENTATION

DES VILLES EN LAIT

# A PROPOS



# " QUESTION DU LAIT "

De l'influence des Sociétés de Médecins sur l'Alimentation des Villes en Lait

PAR

## Le Dr Frédéric BOUCHET

MÉDECIN STAGIAIRE AU VAL-DE-GRACE

LYON
IMPRIMERIES RÉUNIES
8, RUE RACHAIS, 8
—
1907

A LA MÉMOIRE DE MON PÈRE




A MA MERE




A MES ONCLES

A Monsieur le Professeur J. COURMONT

PROFESSEUR D'HYGIÈNE A LA FACULTÉ DE MÉDECINE
MÉDECIN DES HÔPITAUX

*Qui nous fait le grand honneur
de présider notre thèse. Nous
l'en remercions bien vivement.*


A Monsieur le Professeur PORCHER

*Qui nous a inspiré le sujet de
cette thèse. Il nous a toujours
accueilli dans son Laboratoire
avec une extrême bienveillance.
Qu'il reçoive aujourd'hui l'ex-
pression de notre très vive recon-
naissance.*

# CHAPITRE PREMIER

## Le lait. — Coup d'œil rapide sur les conditions actuelles de l'approvisionnement.

Le lait de vache est un aliment de premier ordre; c'est la nourriture exclusive de l'enfant non élevé au sein; c'est celle du nourrisson qui vient d'être sevré : c'est la boisson ordinaire de beaucoup de vieillards, la médication de choix pour certains malades; il constitue le régime exclusif de la plupart des chroniques, et se trouve être l'adjuvant puissant d'un grand nombre d'affections aiguës, ainsi que de toute convalescence. Son emploi va sans cesse grandissant, et la raison en est dans son origine. C'est un aliment naturel au premier chef: c'est peut-être le seul d'origine animale que l'on puisse consommer couramment sans le soumettre à une préparation culinaire quelconque.

L'analyse physique et chimique nous le signale non seulement comme un aliment complet, mais également comme un mélange plein d'harmonie dont la composition n'est sujette qu'à des oscillations dont le retentissement sur l'organisme n'a aucune conséquence fâcheuse.

« Certes, dit M. le professeur Adam (d'Alfort) (1) le lait

_______

(1) P. Adam. — *Revue scientifique*, avril 1907.

est un mélange bien complexe, dont chaque constituant considéré isolément peut présenter les variations les plus grandes, mais sa composition n'est pas facultative comme celle d'un mélange chimique. Son origine physiologique, qui lui donne sa complexité, lui impose en même temps une harmonie qui manque dans les mixtures artificielles. Tout se tient en lui, et l'ensemble si divers d'apparence est soumis, ne l'oublions pas, aux lois de l'organisme; il doit répondre par exemple à des conditions très étroites de concentration moléculaire et présenter en même temps un état spécial et parfait d'émulsion. Les rapports entre les différentes parties sont réglés avec une telle délicatesse, que la moindre variation de l'une d'elles en entraîne nécessairement d'autres dans l'ensemble. Et, si habilement qu'on le fasse, on ne saura jamais toucher à cet édifice harmonieux sans rompre l'équilibre parfait établi par la nature. »

A cette composition parfaitement établie et si harmonieusement conservée, nous devons ajouter que le lait est, comme on se plait à le dire, un aliment « vivant ». Il renferme de nombreuses diastases que l'on ne saurait toujours détruire impunément. Si elles ne sont pas indispensables dans la plupart des cas, ainsi que le prouve l'emploi judicieux qui est fait du lait stérilisé, on ne peut nier *à priori* qu'elles doivent jouer un rôle. Leur présence même implique qu'elles doivent être de quelque utilité. Cet argument, emprunté à la vieille théorie des causes finales, est peut-être critiquable, mais au moins en le produisant nous ne tenons qu'à une chose, c'est montrer qu'on ne doit faire fi d'aucun principe constitutif du lait. Si le rôle des diastases est encore loin d'être éclairci, ce n'est pas une raison pour le nier : le sage n'a-t-il pas dit qu'on a toujours tendance à ne pas croire aux choses qu'on ne s'explique pas.

Si complexe donc que soit la composition du lait, les variations qu'elle subit du fait de la race, de l'alimentation, du moment même de la traite, et sur lesquelles nous n'insisterons pas ici, ne sont pas de celles qui, si le lait est proprement recueilli, doivent avoir une influence fâcheuse sur la nutrition du consommateur jeune ou adulte.

Ce qui rend la question du lait palpitante d'intérêt, c'est que le lait est malheureusement un excellent milieu de culture; il se prête admirablement bien au développement des infiniment petits; c'est là son plus grand danger.

Les germes du lait ont de multiples origines.

Le bacille tuberculeux vient de l'animal lui-même; mais les coli et paracoli, les tyrothrix aérobies et anaérobies, les lactiques les plus divers sont en somme apportés de l'extérieur. La traite faite dans de mauvaises conditions hygiéniques, la malpropreté souvent repoussante des mamelles, des mains du trayeur et des récipients, font que dès sa sortie du trayon, le lait est largement ensemencé. Enfin, le fermier, sa famille ou ses serviteurs contaminent fréquemment le lait avec leurs propres germes pathogènes et ainsi s'expliquent de nombreuses épidémies de scarlatines et de typhoïdes. L'eau avec laquelle on mouille si souvent le lait n'est certainement point stérilisée et ajoute ainsi ses germes à ceux déjà préexistants. Pour juguler l'action de ceux-ci, dans le but de conserver le lait le plus longtemps possible, les fraudeurs ont été amenés à utiliser différents antiseptiques, entre lesquels le formol tient aujourd'hui la tête. Aussi peut-on malheureusement dire avec M. le professeur Porcher (1) :

« Il n'y a pas d'aliments qui soient plus fraudés que le lait. On peut avancer, en effet, sans la crainte d'un démenti, qu'il est des plus exceptionnels dans une grande ville de France, quelle qu'elle soit, de boire un lait qui n'ait été ni écrémé, ni mouillé, c'est-à-dire additionné d'eau ».

C'est à ce lait fraudé que revient le triste honneur de causer presque toute la mortalité infantile constatée dans les grandes agglomérations. D'après MM. Girard et Bordas, « la mortalité par athrepsie dans une ville est en relation étroite avec la qualité du lait consommé ». les auteurs ont encore constaté que « l'intensité de cette falsification suit une courbe parallèle à celle de la mortalité infantile par athrepsie ».

Et cette mortalité est formidable : « En six ans, dit le docteur Parmentier, et dans 59 villes représentant une population de 7.300.000 habitants (le cinquième de la population française), la diarrhée a tué 61.337 enfants, soit plus de 10.000 par an ! » Le lait, source de vie, devient donc un instrument de mort, et à notre époque, où le problème de la dépopulation se pose d'une façon de plus en plus inquiétante, il est de toute nécessité de cher-

_________

(1) Porcher. — *De l'Alimentation des villes en lait*. Conférence faite à la Société d'agriculture, sciences et industrie. Lyon, 1906.

cher à enrayer la fraude, d'essayer de fournir aux nourrissons, aux malades, aux vieillards, un lait sain, pur, intégral.

Avant de nous essayer à montrer par quels moyens on pourrait arriver à améliorer les conditions de la production du lait, nous devons jeter un coup d'œil sur l'état actuel de ces conditions. Elles sont le plus souvent déplorables.

L'étable de la campagne est d'une malpropreté repoussante, et si réaliste que soit le tableau ci-dessous qu'en trace M. Brunon, professeur à l'Ecole de médecine de Rouen (1), il n'est malheureusement que trop vrai :

« La cour de la ferme est petite et presque entièrement occupée par un tas de fumier, d'où s'échappent des rigoles de purin qui, çà et là, croupissent en plaques verdâtres. Une vieille truie se promène et fouille le sol. Dans un coin de la cour, trois brocs à lait et deux seaux à traire, bossués, rouillés et noirs.

« Au fond, l'étable où l'on me conduit. C'est une cabane en bois recouverte de matériaux disparates : débris de tuile, morceaux de tôle et de papier goudronné. Pas de gouttière à ce toit. L'eau de pluie dégringole sur le sol devant la cabane, et forme avec l'urine ou la bouse de vache une matière innomable où les habitants du lieu et la truie marquent à chaque instant la nouvelle empreinte de leurs pas.

« On ouvre la porte de l'étable. Une odeur infecte m'ar-

_______________

(1) Brunon. — *Du lait destiné à l'enfance.* Rap. au 2e Cong. int. du lait. Paris, 1905.

rête. La température y est intolérable. Les moindres fissures des murailles ont été soigneusement obstruées avec des bouchons de paille. Huit vaches étiques vivent là, dans l'obscurité complète, serrées l'une contre l'autre, et couchées dans leur fiente, qui leur sert de litière, véritable marécage d'excréments. Trois se relèvent; elles sont couvertes d'ordures desséchées ou liquides, et leur maigreur apparaît d'autant plus que chacune porte une mamelle abondante, énorme.

« Pour entrer et circuler dans l'étable, il faut se courber, car le plafond n'est qu'à 1 m. 60 du sol. Il tombe de ce plafond des poussières de toutes sortes et des débris de toiles d'araignée.

« Deux vaches agonisent au fond de la cabane des suites d'une asphyxie lente; le cultivateur et sa femme sont presque aussi sales que leurs animaux. Ils sont couverts de crotte et, pour ainsi dire, enduits de bouse de vache, comme ce Gymnosophiste du Gange dont parle Flaubert. Ils vendent chaque jour 60 à 70 litres de lait. »

Ce tableau si pittoresque et si bien dessiné, ne correspond que trop à ce que beaucoup ont pu constater à la campagne.

« Quant au vacher, il est adéquat au milieu. Dans la hiérarchie des travailleurs de la ferme, le vacher occupe un rang plus élevé. De par sa situation, il est de ceux qui apportent peu de soins à leur besogne.

« Si on remarque, de plus, la parfaite indifférence et même l'hostilité du paysan pour les soins de propreté, on comprendra entre quelles mains sales le lait passe en sortant de la mamelle pour tomber dans le seau à lait. »

On conçoit qu'il est bien difficile dans de pareilles

conditions d'hygiène d'avoir du lait propre, et ce sont elles cependant qui président à la production du lait consommé par nombre d'habitants des villes.

Le citadin peut acheter son lait : 1° au fermier de la campagne; 2° au « nourrisseur » des villes; 3° au laitier boutiquier; 4° aux sociétés laitières.

Le fermier de la campagne apporte à son client le mélange de deux ou trois traites. C'est là un premier inconvénient, car il contribue à faire du lait, surtout en été, un véritable bouillon de culture. En outre, avant de partir pour la ville, le laitier prélève une grande partie de la crème qui, pendant la nuit, s'est amassée à la surface des pots. Enfin, ce lait est très souvent mouillé

A la porte des grandes villes, il existe bien un certain contrôle et des prélèvements sont souvent effectués aux fins d'analyse. Mais, en raison du fractionnement des livraisons, il est impossible de contrôler tous les laitiers ; nombre de laits fraudés passent sans être inquiétés.

Le « nourrisseur » n'existe que dans les agglomérations importantes. Ce nourrisseur est établi dans l'enceinte même de la ville; son étable ne peut échapper au contrôle vétérinaire; elle est assez bien construite et les animaux sont souvent tuberculinés. Mais il faut avouer qu'en raison des frais qui grèvent l'exploitation de la vache laitière dans une grande ville, les bénéfices sont des plus restreints; aussi le nourrisseur doit-il alors vendre son lait un prix un peu plus élevé, ce qui ne l'empêche nullement de procéder au mouillage pour augmenter les revenus.

Le laitier boutiquier est également susceptible des plus vives critiques. Bien que la matière première lui arrive déjà fraudée, il opère à son tour écrémage et mouillage pour son propre compte. De plus, le local où il effectue la vente de son lait est très souvent fort sale.

« En France, quel hygiéniste a pu contempler sans effroi ces boutiques de laitier dans lesquelles on vend des fromages, des fruits, des légumes, du vin, où sans cesse les allants et venants soulèvent des poussières qui vont se déposer sur le lait contenu dans des terrines dont on croirait qu'à dessein on augmente les dimensions d'ouverture afin de permettre plus facilement l'accès des poussières contaminées (Catrin) (1). »

« Un médecin de nos amis nous contait avoir vu à Lyon du linge plus ou moins propre en train d'égoutter d'abord, de sécher ensuite, au-dessus des pots à lait (Porcher) (2). »

Pour éviter la vente de lait écrémé à la place du lait complet, dans la plupart des villes, il est prescrit de poser sur les pots des étiquettes en caractères d'au moins 20 millimètres de hauteur, portant les mots « lait écrémé » ou « lait pauvre ». Mais la mesure prise n'a pas donné ce qu'on en attendait, et à ce sujet écoutons ce qu'en dit M. Bonn (3), directeur du laboratoire municipal de Lille.

« Lorsque je fus appelé à la direction du laboratoire municipal de Lille, je me rendis très rapidement compte

---

(1) Catrin. — *Rev. d'hyg.*, 1898 p. 1040.

(2) Ch. Porcher et E. Nicolas. — *De l'Alimentation des villes en lait.* Rapport au Congrès de l'Alliance d'hygiène sociale. Lyon, 1907.

(3) Bonn. — *All. d'hyg. soc.* Congrès d'Arras, 1904.

que cet arrêté n'entravait pas la fraude : les acheteurs continuaient à être trompés, car les laitiers en grande partie, vendaient du lait écrémé, contenu dans des bidons *ad hoc* et par conséquent en règle avec l'arrêté, en disant aux clients que ce lait était du lait pur et qu'ils le vendaient sous l'étiquette « lait écrémé » pour être tranquilles avec la police. »

Enfin, nous constatons l'existence ou la création dans la plupart des villes importantes, à Paris principalement, de grandes *sociétés laitières*, qui sont en train de contribuer à l'amélioration de la qualité du lait consommé à Paris. Ces sociétés sont de deux types qui ne diffèrent que par la dernière phase de leur industrie; les unes ne vont pas jusqu'à vendre directement le lait qu'elles ont ramassé et manipulé, c'est le cas des « Fermiers réunis », de Paris; les autres au contraire effectuent la vente directe au consommateur : ainsi fonctionnent l'*Œuvre philanthropique du lait*, fondée par le docteur H. de Rothschild, et la *Société laitière Maggi*, sous le contrôle et le couvert de l'*Œuvre sociale du bon lait*, ayant à sa tête M. Ambroise Rendu, conseiller municipal de Paris.

« Dans les pays de pâturages environnant Paris, dit le docteur de Lavarenne (1), où l'on fait spécialement l'élevage des vaches laitières, les *récoltants* se réunissent en un certain nombre de groupes qui alimentent des *dépôts*. Ces dépôts reçoivent du lait, le pasteurisent, le mettent en ces grands pots de fer-blanc que nous con-

_______________

(1) De Lavarenne. — Consommation du lait. *Presse médicale*, 1902.

naissons, les scellent et les expédient par train accéléré à Paris. A l'arrivée à Paris, ces pots sont chargés sur des voitures par les *garçons-livreurs* qui, à fond de train de leurs chevaux, les portent au *détaillant*, laitier, crémier ou épicier. C'est à celui-ci que s'adresse l'acheteur. »

*Se désintéresser de la vente au consommateur lui-même est une grosse faute.* Les compagnies ont dans leurs garçons livreurs de grands fraudeurs. L'art de contrefaire les plombs n'a plus de secret pour eux; ils mouillent et écrément leur lait avec une surprenante habileté; c'est pour eux, et sans aucun danger, une somme appréciable de bénéfices. Si parfois, en faisant le plein auprès d'une borne-fontaine, ils sont surpris par la police, le tribunal les condamne à une peine ridicule quand il ne les acquitte pas.

« Un garçon laitier avouait un jour cyniquement que, lors de l'Exposition universelle de Paris, en 1900, il avait très souvent occupé deux hommes rien que pour l'aider à « baptiser sa voiture » et que, pendant quatre mois au moins il n'avait vendu que des produits « flottés « à 50 pour 100 ». Le même garçon laitier raconte d'ailleurs avec la même ironie, qu'il a été pris en faute, la même année, au moment où il gagnait 40 francs par jour, mais qu'il a pu justifier de son innocence devant le tribunal, et qu'en fin de compte il a été acquitté. » (Giroux).

Comment peut-on donc améliorer en France le commerce du lait et rémédier autant que possible à ce triste état de choses ?

# CHAPITRE II

## Comment arriver à améliorer les conditions de la production et de la vente du lait sans l'intervention officielle.

S'il est aisé d'exprimer théoriquement les desiderata qui doivent dicter les améliorations à apporter dans l'industrie laitière, il l'est beaucoup moins d'en atteindre la réalisation pratique. Cependant il est du devoir de tous de ne pas se décourager et de mettre en œuvre tous les moyens susceptibles de nous amener près du but visé, sinon au but lui-même.

« Deux méthodes sont en présence : la première réclame l'intervention des pouvoirs publics, ce qui appelle forcément la mise en vigueur de lois et de règlements; la seconde, au contraire, laissant de côté toute espèce de contrainte légale, n'exige de l'individu que le libre développement de son initiative personnelle et de sa bonne volonté.

« A celle-là se rattache la manière forte; à celle-ci la manière douce. C'est de cette dernière qu'il faut escompter les meilleurs résultats.

« Les règlements sont nécessaires, mais ils sont plutôt faits pour le réfractaire et nullement pour le consciencieux. En définissant les conditions dans lesquelles on doit et on peut évoluer, le règlement ne conduit, ni à leur amélioration, ni à leur élargissement.

« Le règlement est le pur reflet de la justice humaine: il est d'ordre essentiellement répressif; il est fait pour punir celui qui ne s'y conforme pas, et non pour encourager celui qui en suit les articles. Le règlement a pour but de fixer des limites qu'il ne faut pas dépasser et de fournir une base d'appréciation au juge mis en présence d'un délit.

« Le règlement n'est pas un instrument de progrès, et ce n'est certes pas à coups de décrets et d'arrêtés les plus divers qu'on obtiendra des améliorations qui se rattachent au fond à l'individualisme le plus étroit. » (Porcher.)

D'ailleurs, l'application des décrets et des arrêtés n'a pas toujours d'action, même sur ceux qui peuvent en être les victimes, et « l'expérience démontre malheureusement qu'en matière de délits et de crimes, la répression n'a pas toujours, a beaucoup près, l'effet préventif ou curatif que lui supposent les apologistes du droit de punir.

« C'est un usage de notre justice », disait Montaigne. Mais il faut bien l'avouer, l'effet de cet avertissement pour les autres est souvent problématique et on est peutêtre en droit de craindre que le condamné lui-même ne tire pas de la condamnation le profit attendu. » (Vibert) (2).

« Nous avons suffisamment fait le procès du règlement et montré sa trop fréquente inanité, son absence

---

(1) Porcher. — *La question du lait et la Vétérinaire.* Conférence faite à la Société vétérinaire d'Eure-et-Loir. Chartres, 1907, p. 5.

2) Vibert. — *All. d'hyg. soc.* Congrès d'Arras, 1904.

de sanction, pour nous permettre maintenant de nous étendre à loisir sur l'influence heureuse de la manière douce. Le progrès ne peut, en effet, résulter que de la mise en jeu de l'activité individuelle excitée par l'intérêt, soutenue par l'émulation et sollicitée par l'encouragement officiel » (Porcher). C'est dans la manière de prodiguer cet encouragement que l'État, le département et certains organismes dont nous examinerons l'influence tout à l'heure, peuvent jouer un grand rôle, « car il est possible de réveiller les bonnes volontés et les entretenir dès qu'elles sont sorties de leur torpeur, sans grandes dépenses, parfois même sans bourse déliée ».

« En présence des difficultés inouïes auxquelles se bute toute réglementation, de la résistance instinctive qu'apporte le paysan à tout ce qui lui paraît revêtir l'aspect d'une contrainte, nous ne pouvons arriver au résultat désiré qu'en faisant l'éducation des intéressés. Tout est là, en effet, et cette phrase : « Il faut faire l'éducation « des intéressés », se trouve à l'envi dans la bouche de tous ceux qui s'occupent depuis longtemps d'industrie laitière. » (Porcher).

Cette éducation est tout entière à faire au point de vue du lait comme à beaucoup d'autres; elle ne peut être due aux règlements. D'ailleurs, il y a eu, dès le Moyen-âge même, de très bons règlements qui régissaient la vente et le commerce du lait. Ont-ils fourni des résultats ? Non, cent fois non !

« Les pouvoirs publics, dit Vallin (1), veillent à ce

_______________

(1) Vallin. — Compagnies laitières de Stockholm et Copenhague. *Revue d'hygiène et de police sanitaire.* Paris, 1897, XIV.

qu'on ne puisse vendre du lait mauvais ou trop mauvais :
ils sont impuissants à garantir qu'on pourra acheter à
tel endroit, à un prix raisonnable, un lait irréprochable
qu'une mère donnera avec sécurité à un enfant en bas-
âge, auquel le lait de la nourrice ne suffit plus ou fait
défaut. »

Au surplus, s'il ne s'agissait dans l'industrie laitière
que de voir mettre en vigueur les lois, décrets, arrêtés et
règlements subséquents sur la matière, l'hygiéniste le
plus exigeant pourrait être satisfait. Mais ces lois existent et l'hygiène se plaint toujours.

Et quand même ces règlements seraient rigoureusement observés, il ne leur serait pas possible de donner
pour l'industrie laitière les mêmes résultats que pour
nombre d'autres industries. En effet, la base sur laquelle
ils reposent actuellement est d'ordre chimique, ce qui
est insuffisant. M. Porcher n'estime-t-il pas que « l'analyse chimique d'une matière première  aussi  altérable
que le lait ne peut donner les bons résultats qu'on en
pourrait attendre, en ce qui concerne la répression de la
fraude ? Cette analyse vient trop tard, le lait est consommé, le mal peut être fait.

« Le rôle d'un laboratoire municipal se conçoit parfaitement dans l'analyse de substances telles que le vin,
l'huile, etc., dont la conservabilité est grande, mais il
perd de son importance dans l'industrie du lait. Ce n'est
pas de ce côté qu'il faut chercher, pour rendre meilleures les conditions de l'approvisionnement d'une ville en
lait. Il faut, avant tout, améliorer la production et con-
centrer  en  des  mains puissantes le commerce du lait.
Tant que celui-ci sera éparpillé, la fraude sera possible

et difficile à poursuivre, en dépit des règlements les plus minutieux. » (Porcher) (1).

Dans l'impossibilité où se trouve le petit commerce de satisfaire aux exigences de l'hygiène, on voit enfin se créer en France, à l'instar de ce qui s'observe dans beaucoup de villes de l'étranger, de grandes sociétés où le lait est manutentionné, expédié et vendu dans des conditions très satisfaisantes. A l'étranger, beaucoup de ces sociétés ont le type coopératif.

Le développement de puissantes maisons d'industrie laitière est fatal, inéluctable. Il répond également au vœu de tous les hygiénistes sincères. Les soins que réclame le lait ne sont pas à la portée de tous, et la petite industrie, ainsi que la production directe, ne peuvent nécessairement pas les prendre. C'est ce qu'a reconnu la Commission du lait (Paris 1897), par la voix d'orateurs de haute valeur scientifique et d'une grande dignité morale, Duclaux, Nocard, Vallin (2) :

« Il faut favoriser, y a-t-on dit, la formation de sociétés analogues à celles de Copenhague. De pareilles sociétés, dont l'intérêt primordial est de travailler dans des conditions d'honnêteté aussi parfaites que possible, et de livrer à leurs clients un bon lait à un prix qui défie toute concurrence, appliquent d'elles-mêmes, *sans qu'elles y soient invitées par les pouvoirs publics*, les mesures d'hygiène propres à donner toute satisfaction à l'auto-

_______

(1) Porcher-Nicolas. — Un des côtés de l'approvisionnement des villes en lait. De la tubercul. *Bull. de la Soc. des sc. vét. de Lyon*, 11 mai 1907.

(2) Conseil municipal de Paris. — *Procès-verbaux et rapp. général de la commis. d'étude de l'aliment. par le lait.* Paris, 1898.

rité et au consommateur. Bien plus, elles ne limitent pas leur champ d'action purement et simplement au traitement et à la vente du produit qu'elles reçoivent; ces sociétés étendent leur surveillance jusqu'à l'étable des fournisseurs; elles exercent sur ceux-ci un contrôle des plus sévères et leur prodiguent en même temps de salutaires conseils, en ce qui concerne les améliorations à apporter dans la marche de leurs exploitations.

« La création de sociétés puissantes peut se faire de deux façons différentes : ou bien il s'agit de vastes entreprises industrielles qui manipulent le lait qu'elles reçoivent de fournisseurs liés à elles par un contrat, ou bien ce sont les producteurs eux-mêmes qui s'associent en vue de pourvoir au placement direct de leur marchandise chez le client consommateur. Le progrès en toutes choses n'a d'ailleurs jamais été réalisé que par l'association des individus et la coordination harmonieuse de leurs facultés propres.

« Le système économique le plus capable de favoriser le développement de l'industrie laitière, au grand profit de l'hygiène publique et de l'agriculture, est donc basé sur l'association. Une organisation coopérative puissante est, en effet, le moyen le plus propre à montrer aux paysans, aux petits producteurs, l'influence éminemment heureuse que peuvent avoir sur la prospérité de leurs fermes une sélection judicieuse, une alimentation rationnelle, une hygiène bien comprise, la surveillance régulière de leurs étables par le vétérinaire, en un mot l'observation rigoureuse de toutes les règles qui président à l'exploitation méthodique, raisonnée et fructueuse de toute vacherie. »

Mais, il faut le constater, dans notre pays, les coopératives de production du lait en nature ne sont pas très nombreuses.

En Amérique, des sociétés laitières puissantes se sont également créées.

« Il y a, dit Witaker (1), un mouvement de plus en plus prononcé en faveur de ces grandes sociétés, parce que, plus elles deviennent importantes, plus leur réputation et leur capital augmentent et par suite, plus elles ont de raisons pour avoir la confiance du public. »

Nous allons examiner maintenant comment il serait possible, en dehors de toute réglementation, d'améliorer les conditions de la production du lait, et conséquemment la qualité de ce dernier. Nous étudierons successivement l'influence :

1° Des sociétés de producteurs laitiers ou coopératives de production.

2° Des sociétés laitières.

3° Des sociétés d'agriculture.

4° Des comités d'alliance d'hygiène sociale.

5° Des sociétés de médecins.

### I. — Sociétés de producteurs laitiers.

Ces sociétés sont peu nombreuses encore en France, nous venons de le dire; à l'étranger, elles se multiplient davantage. Quelques-unes existent en Allemagne, et parmi celles-ci la société « le Lait sain », fondée, il y a quatre ans environ, auprès de Hambourg, a donné, pa-

______

(1) G. Witaker. — Aliment. en lait des grands centres aux Etats-Unis. Rapp. au 2e Congrès int. de lait. Paris, 1905.

raît-il, de bons résultats. M. Plehn (1), nous fournit sur elle les détails suivants :

« L'association comprend les propriétaires de laiteries et les sociétés d'un district. Cette union publie un règlement dans lequel toutes les mesures qui doivent être prises sont consignées. Le directeur, qui doit être élu en assemblée générale, désigne les membres qui, isolément, auront la charge d'aller inspecter les étables.

« Ils ont toute liberté d'exécuter leur mission. Ils ont le droit de visiter les étables à toute heure, et de constater si tous les règlements sont soigneusement exécutés. Le procès-verbal de la visite est rédigé et un rapport est transmis au directeur, lequel, si cela est nécessaire, entreprend les démarches propres à faire cesser les fautes constatées.

« L'examen s'y fait d'après la méthode des points. On y fait des classes, et on place dans la première les laiteries dont l'inspection a donné de 90 à 100 points; dans la deuxième, celles qui ont de 81 à 90; dans la troisième, celles qui ont de 71 à 80; dans la quatrième, celles de 61 à 70; dans la cinquième, celles de 51 à 60. Les laiteries qui ont moins de 50 points viennent dans la sixième classe et sont exclues de l'association; les autres reçoivent une autorisation avec invitation de remédier aux défauts constatés.

« Pour donner plus de force à cette invitation, on peut infliger des amendes et considérer l'exclusion comme la peine la plus forte. »

-----

(1) Plehn. — *De l'intervention officielle dans le contrôle de la propreté de l'étable.* Rap. au 2e Cong. du lait. Paris, 1905.

« Si donc une telle institution était universellement établie, ce qui, naturellement, ne peut se faire en peu de temps, les cultivateurs qui n'y adhèreraient pas, trouveraient difficilement l'écoulement de leur lait.

*« Il n'est pas douteux que l'exclusion de la société causerait au producteur un dommage moral et matériel bien plus grand que ne le ferait une observation ou même une contravention de la police. »*

A Berlin, la « Milch-Centrale » fut fondée en 1900. Elle fut organisée par les producteurs, qui trouvaient insuffisants les prix d'achat des laitiers en gros. C'est « une vaste association groupant actuellement 729 sociétaires, dont 517 gros propriétaires, 203 associations de petits producteurs, et 9 grandes laiteries coopératives; 95 voitures assurent la livraison à 38 magasins subissant le contrôle de la compagnie.

La « Wiener-Molkerei », fondée sur les plans de Kasdorf, est une véritable usine installée pour la manutention du lait. La laiterie a 128 maisons de vente en ville. Chaque agriculteur, pour être admis comme membre de la société, doit prouver que son installation satisfait aux lois de l'hygiène, qu'il peut produire un lait sain et le conserver frais, et il s'engage à en fournir au moins 100 litres par jour.

Créée en 1881, cette laiterie vend chaque jour 50.000 litres de lait à des prix qui ne dépassent pas 28 centimes.

Un laboratoire qui possède tous les appareils et ustensiles les plus nouveaux porte ses investigations sur tout ce qui concerne l'analyse du lait : chimie, bactériologie, etc.

A la laiterie viennoise, le côté technique et scientifique est extraordinairement bien développé; et c'est là, en somme, la base de toute exploitation industrielle rationnelle.

A Buda-Pest, chaque affilié doit élever 15 à 20 vaches *soumises à la surveillance des vétérinaires :* le lait, lui, est payé d'après sa teneur en matière grasse; la société écoule ce lait en bouteilles garanties à 4 p. 100 et plus de beurre.

Le fonctionnement d'une coopérative de production ne va pas, il est vrai, sans une certaine contrainte exercée par le comité directeur de la société sur les coopérateurs; mais le coopérateur, en se prêtant à un contrôle, ne fait que se soumettre à une mesure qu'il s'est en quelque sorte imposée lui-même, et dans ces conditions, on ne regimbe jamais, et l'on accueille parfaitement les conseils que, chemin faisant, le contrôleur vous dispense, en même temps qu'il réclame des modifications à un état de choses antérieur qu'il juge défectueux.

« Bref, il n'y a en somme ici *aucune contrainte officielle* exercée sur le producteur. Celui-ci, en entrant dans la coopérative, en acceptant par suite les bénéfices de cette manière de faire, a entendu par cela même se soumettre aux clauses d'un contrat librement consenti, contrat purement verbal parfois. » (Porcher.) (1).

C'est ce qu'avait dit d'ailleurs M. Plehn, sous une autre forme :

« Puisqu'une contrainte est nécessaire, les cul-

_______________

(1) Porcher. — *La question du lait et la Vétérinaire.* Chartres, 1907.

tivateurs aimeront mieux en accepter une qui viendra
d'eux-mêmes, plutôt que de la police. Pour cela, l'organisation des producteurs laitiers en société, offre une
forme très favorable.

« De ses confrères, de ses amis et de ses voisins, on
accepte une surveillance de cette sorte, plutôt que des
fonctionnaires de la police. »

## II. — Les Sociétés laitières.

Ces sociétés puissantes et nombreuses en France fonctionnent surtout à Paris. Voici, d'après M. le D<sup>r</sup> H. de
Rothschild, comment elles procèdent à l'alimentation de
cette grande ville en lait :

« 1° Système des laiteries en gros de Paris. — Leur
approvisionnement se fait partout dans les mêmes conditions. Une région laitière est draînée par deux ou trois
grandes sociétés qui se la partagent en se mettant d'ac-
cord sur telle partie de la région à exploiter, de façon
à ne pas se nuire réciproquement en se faisant concurrence. Une usine ou dépôt situé de préférence près
d'une gare ou à proximité d'un cours d'eau centralise
la production laitière dans une région de 20 à 30 kilomètres.

« Matin et soir, de grandes voitures, pouvant porter
de 1.000 à 1.200 litres, circulent sur les routes, s'arrê-
tent à chaque ferme et y enlèvent le lait dans des pots
d'une contenance de 20 litres. Des contrats de vente sont
passés entre les fermiers et les grandes sociétés laitières;
celles-ci s'engageant à prendre livraison de toute la production de lait, été comme hiver, à un prix déterminé.
Les livreurs, après s'être assurés de la qualité du lait,

rapportent celui-ci à l'usine centrale, où il est goûté, filtré, pasteurisé, et réparti dans des vases plombés qui attendent dans des frigorifiques ou dans des bacs d'eau froide, l'heure du départ pour la gare. Les départs ont lieu une fois par jour entre 7 heures et 9 heures du soir. Le lait arrive à Paris entre minuit et 2 heures du matin, est déchargé sur de grandes laitières qui vont ensuite circuler dans la ville, desservant régulièrement les laiteries, crèmeries, épiceries, reprenant les pots vides de la veille et laissant les pots pleins. » (H. de Rothschild.) (1)

Comme nous venons de le voir, le transport du lait du fermier se fait jusqu'à l'usine de pasteurisation par voitures; bien rarement le chemin de fer est utilisé, à moins que la ferme soit à proximité d'une station. La voiture qui fait la cueillette est à traction animale.

Il y aurait lieu, en été, d'avoir des voitures fermées où l'on pourrait déposer quelques blocs de glace; de cette façon, le lait conservé chez le fermier dans un bac d'eau froide, gagnerait le centre de ramassage sans être exposé, sur la route, durant plusieurs heures parfois, aux chaleurs de l'été. L'usine où se centralisent les laits des environs devrait toujours être à proximité d'une gare et reliée même à celle-ci par une voie spéciale qui y pénétrerait. Ce serait à la fois pratique, économique, et l'on éviterait une double manutention de bidons. Ceux-ci ne seraient retirés qu'au dernier moment de leurs bacs réfrigérants et chargés peu de temps avant leur départ

---

(1) H. de Rothschild. — Contribution à l'étude de l'industrie laitière. France et autres pays. (*Rev. d'hyg. et méd. inf.*, 1902, 1, 50.)

dans des wagons tout préparés qu'on n'aurait plus qu'à accrocher au train qui les emmènerait sur Paris.

Toutes ces dispositions, d'ailleurs, ne sont pas particulières au système d'approvisionnement que nous étudions en ce moment; elles sont trop générales pour ne pas s'appliquer à tout système autre.

Les usines où le lait est filtré, pasteurisé, puis refroidi et mis en bidons plombés fonctionnent dans d'assez bonnes conditions. Mais, si en somme le lait arrive à Paris avec une valeur marchande et hygiénique incontestable, nous savons, par ce que nous avons dit dans le chapitre précédent, combien cette marchandise de bon aloi va se trouver exposée à la fraude, par le fait du garçon livreur ou du détaillant, du moment que la société laitière n'effectue pas elle-même la vente directe au consommateur. Les sociétés laitières, dont nous venons de parler, exigent souvent de leurs fournisseurs des mesures propres à améliorer les conditions de conservabilité du lait, marchandise si altérable. Quelques-unes s'emploient également à imposer la tuberculine aux fermiers qui leur cèdent le lait de leurs vaches.

Mais aucune d'entre elles ne correspond au type de celles dont nous allons maintenant étudier le fonctionnement et que l'on peut considérer comme des modèles. Nous voulons parler des sociétés de Copenhague. Nous emprunterons au docteur H. de Rothschild (1), la description qui suit :

« Copenhague est assurément la ville d'Europe la mieux approvisionnée en lait et la plus richement dotée en laiteries modèles.

---

(1) H. de Rothschild. — *Le lait à Copenhague.*

« Elle est desservie notamment par deux sociétés laitières qui, par leur système de traiter et de vendre le lait, y ont élevé, d'une manière générale, le niveau de la qualité de ce produit, au point que, si les fraudes et falsifications n'y sont pas devenues impossibles, elles s'y produisent du moins très rarement. La plus ancienne de ces deux sociétés, la « Kjobenhavns Mælkeforsyning » (Société laitière d'approvisionnement de Copenhague), est la laiterie-type, qui a servi de modèle, non seulement à sa concurrente et voisine, la « Danske Mælke Compa-« gni », mais encore à différentes entreprises similaires fondées dans certains grands centres de l'étranger.

« Leur exemple montre ce que peut accomplir l'initiative privée, quels obstacles elle peut vaincre, de quelles difficultés elle peut triompher là où l'action légale, les règlements de police sont souvent impuissants à améliorer l'hygiène alimentaire.

KJOBENHAVNS MÆLKEFORSYNING. – – « Cette société a pour but de fournir aux consommateurs, au prix le plus réduit possible, du lait absolument pur, exempt de toute addition de substances étrangères, présentant une composition moyenne uniforme et provenant de vaches saines, alimentées rationnellement.

« L'entreprise, aujourd'hui des plus prospères, eut des débuts quelque peu difficiles. Elle eut à lutter contre la concurrence déloyale. Mais elle finit par s'imposer définitivement au public, en raison même des garanties dont elle entourait ses produits.

« La société ne possède en propre ni ferme ni vacherie. Elle n'agit qu'en intermédiaire entre le producteur et le consommateur. Tout ce qu'elle vend lui est fourni

par des fermes, petites et grandes, situées dans un rayon
de plusieurs kilomètres autour de la ville. Elle accepte
de recevoir le lait de tous les fermiers ou propriétaires
qui veulent bien s'engager à le livrer dans des conditions
déterminées, stipulées dans un contrat qui lie le signa-
taire à la société. Ce contrat est un modèle du genre. Il
prévoit tout, s'intéresse à tout, à la santé du personnel
aussi bien qu'à celle de la femelle laitière.

« Les vaches ne doivent jamais séjourner dans l'étable
pendant l'été. Les résidus de distillerie, les navets,
choux-raves, les gesses, doivent être exclus de l'alimentation. Avant de commencer la fourniture du lait, le
fermier est d'ailleurs tenu de s'entendre avec la Société,
sur les rations alimentaires de ses animaux.

« La société livrant son lait à la consommation sans
le modifier par la pasteurisation ou par la stérilisation,
il faut donc qu'en quittant la ferme il soit pur au double
point de vue chimique et bactériologique.

« Comme il peut être le véhicule de maladies infectieu-
ses, telles que la fièvre typhoïde, la fièvre aphteuse, la
diphtérie, et plus particulièrement la tuberculose, il importe qu'il provienne de bêtes absolument saines. Cette
condition ne pouvant pas toujours être facilement obte-
nue du fermier, soit par ignorance, soit par négligence,
la Société n'a pas hésité à lui imposer par contrat, la
visite des vétérinaires de la Société, chargés par celle-ci
d'inspecter le bétail, et à l'obliger à se conformer stric-
tement aux instructions de ses mandataires; c'est ainsi
que les fermiers doivent retirer immédiatement de l'étable et isoler toute vache déclarée par le vétérinaire atteinte de tuberculose, et s'en débarrasser le plus rapide-

ment possible; signaler à la société tout cas de maladie
qui pourrait se produire dans l'intervalle des visites du
vétérinaire, et garder le lait de la bête malade jusqu'à
nouvel ordre.

« L'état sanitaire, non seulement de la famille du fermier, mais encore celui de ses employés et de leurs fa-
milles, fait l'objet d'une surveillance spéciale, et on doit
prévenir immédiatement la société, dans le cas où se
déclarerait une maladie infectieuse.

« Toutes ces conditions imposées par le règlement
peuvent paraître tyranniques. Elles sont loin de l'être si
l'on considère que, si elles constituent pour la société
un moyen sûr d'obtenir du lait en quantité supérieure,
garanti tel d'une façon absolue, elles comportent de
nombreux avantages pour le fermier qui s'y soumet.

« Ces conditions sont du reste celles qu'accepte aujourd'hui tout fermier danois affilié ou non à une société
coopérative. C'est de l'observance rigoureuse des règlements prophylactiques que dépend pour lui, la prospérité de son domaine et la faveur de la clientèle pour son
produit. Du reste, pour veiller à la rigoureuse application des règlements, la société fait visiter les fermes à
des dates déterminées, par des vétérinaires rétri-
bués par elle, et qu'elle rend responsables.

*Production du lait.* — « C'est sous ce contrôle perma-
nent de l'hygiène générale et de l'alimentation du bétail,
que s'opère la production du lait. La traite doit se pra-
tiquer avec le plus grand soin et la plus grande propreté,
en plein jour, ou avec un éclairage suffisant pour permettre à l'opérateur de bien voir ce qu'il fait.

« Le lait recueilli dans des seaux est, immédiatement

après la traite, passé sur un tamis recouvert d'un linge de laine propre, puis placé dans un appareil réfrigérant qui en abaisse la température à + 4° R.

« Le fermier peut acquérir cet appareil ou le louer à la société. Il doit, en tout cas, et quelle que soit la saison, maintenir le lait dans les boîtes à ladite température jusqu'au moment de l'expédition. A cet effet, il doit toujours avoir en réserve au moins 30 livres de glace pour 100 litres de lait.

« Le soin de surveiller la production du lait dans tous ses détails est confié à des inspectrices qui sont chargées de renseigner la société, au moins deux fois par an, sur l'état de propreté et d'hygiène où se trouve chaque ferme. Dans les visites qu'elles font à l'improviste, elles doivent s'assurer par elle-mêmes si la traite et la manipulation du lait s'effectuent conformément au règlement, s'il n'y a pas de réparations urgentes à faire, si la provision de glace est suffisante, si la réfrigération s'opère au moyen d'appareils fonctionnant dans les conditions voulues.

*Transport de lait.* — « Après avoir été refroidi à + 4 degrés Réaumur immédiatement après la traite, le lait est versé dans des pots que la société met à la disposition des fournisseurs pour le transport de leur marchandise. Une ou deux fois par jour, suivant les besoins de la société, le lait est expédié de la ferme à des heures déterminées, de manière que l'arrivée à la gare d'expédition ne précède que de très peu l'heure de départ du train. Pendant leur court séjour à la gare, les pots ne doivent pas être exposés au soleil; pendant les chaleurs de l'été, ils doivent même être recouverts d'une bâche.

Le trajet jusqu'à destination est généralement court (puisque le lait provient des environs immédiats de la ville), et s'effectue dans des wagons spéciaux bien aérés, appartenant à la société.

*Prix du lait.* — « La société achète actuellement le lait à raison de 0 fr. 145 le litre. Ce prix constitue une moyenne supérieure à celle que reçoit le fermier français pour le lait qu'il vend aux marchands en gros (11 à 13 centimes). Mais, pour ce prix, la société exige de ses fournisseurs du lait absolument irréprochable. Pour couper court à toute velléité de sophistication, elle refuse, sans accorder d'indemnité, tout lait qui lui paraît être de qualité inférieure; par contre, pour obtenir du lait exempt de tout germe pathogène, elle accepte de payer sans le recevoir, le lait de la vache que le fermier est venu spontanément déclarer atteinte ou suspecte de maladie.

« L'usine de la société est située rue de Solbjerg, dans le faubourg du même nom, où elle occupe un terrain d'une superficie considérable.

« La réception et le pesage, la conservation et la filtration, la mise en pots et en bouteilles, le nettoyage et le rinçage des ustensiles, la beurrerie, la pasteurisation du lait pour nourrissons, enfin la machinerie, tels sont les services qui fonctionnent dans les différentes salles. Le sol de l'usine est en macadam; on le lave fréquemment à grande eau, non seulement dans le but de l'entretenir dans la plus grande propreté, mais encore dans celui d'obtenir, surtout en été, la température ambiante la plus basse possible.

« Les différents services sont assurés par cent quatre-vingts employés, divisés en deux équipes, l'une de jour, l'autre de nuit. Tout le monde est en sabots. Il est absolument interdit de fumer et de cracher à terre. Pour conserver le lait à une basse température, pendant les différentes manipulations, depuis son arrivée jusqu'à son départ, l'usine n'utilise pas moins de deux millions de kilogrammes de glace par an. Elle possède enfin une gare spéciale par laquelle s'effectuent les réceptions et les expéditions.

« Le matériel du transport, wagons et boîtes à lait, appartiennent à la société.

« Généralement, tout le lait de la journée (lait écrémé et lait non écrémé) quitte les fermes le soir, de façon à arriver à Copenhague entre 9 heures et minuit.

« La société reçoit quotidiennement 30.000 litres de lait.

« A l'arrivée, le lait ne doit pas avoir plus de 11 degrés, il est pesé, goûté par une femme spécialement préposée à la dégustation. En outre, un contrôleur fait prendre, au hasard, des pots, des échantillons destinés à être analysés au point de vue chimique et bactériologique.

« Après la vérification des pots, le lait est filtré, sur un triple lit de toile, de gravier et de sable.

« Au sortir du filtre, le lait est soutiré dans les pots qui servent à la livraison en ville. La société vend deux sortes de lait : écrémé et non écrémé, ainsi que de la crème. Le pot est rempli, puis pesé et pourvu d'une étiquette qui indique la qualité de lait qu'il contient. En attendant son départ pour la ville, il est placé dans un bac rempli de glace.

*Lait pour nourrissons.* — « Le lait destiné aux nourrissons provient de vaches choisies parmi les meilleu-

res. Elles doivent être l'objet de soins particuliers et être
soumises à une alimentation spéciale (en hiver, foin, son
de blé, paille avoine, orge, et, au plus, un quart de bois-
seau de carottes). Il est absolument interdit de leur donner des tourteaux. Ce lait spécial est expédié à l'usine,
où il est traité de la même manière que le lait pour adul-
tes, sous la désignation : Bœrnemœlk (lait pour nourrissons). Il est payé au producteur, un prix plus élevé.

« Jadis, la société ne vendait qu'une sorte de lait pour
nourrissons, du lait intégral filtré, obtenu dans les conditions indiquées plus haut. Aujourd'hui, elle met en
vente, concurremment avec celui-ci, du lait modifié et
pasteurisé. La modification du lait consiste en l'addition,
soit d'un tiers, soit de deux tiers, soit d'un quart d'eau
et d'une quantité de sucre variant avec le degré du cou-
page.

« La préparation du lait modifié et pasteurisé est l'objet d'une surveillance particulière, exercée par un
comité composé d'un conseiller municipal et d'un professeur à l'école de médecine de Copenhague

« Elle ne porte que sur la quantité nécessaire pour
répondre aux commandes qui peuvent être faites aux
douze dépôts spéciaux que la société possède en ville.

« Le lait est distribué à l'avance dans des petits flacons
correspondant à un repas, et ceux-ci sont livrés dans des
paniers en fer. Les clients reçoivent avec le panier com-
mandé une notice qui leur apprend qu'on peut conserver
le lait pasteurisé vingt-quatre heures dans les flacons
bouchés, à la condition que ceux-ci soient placés dans
un endroit frais, à l'abri du soleil; qu'il faut, avant de
s'en servir, les réchauffer en les plaçant pendant environ

cinq minutes dans de l'eau ayant une température de 50 degrés; qu'il importe, en les débouchant, d'en bien essuyer le goulot et qu'enfin on ne doit, en aucun cas, donner au nourrisson du lait demeuré en vidange.

*Transport du lait en ville.* — « Nous avons laissé le lait intégral, le lait écrémé en pots plombés et la crème en bouteilles plombées, prêts à être livrés aux consommateurs. En plus des voitures fermées ordinaires qui font le service régulier des dépôts, la société possède, pour la vente au détail dans les rues de la ville, des voitures attelées et des voitures à bras. Ces véhicules, de construction identique ne diffèrent entre eux que par leurs dimensions. Ils se composent d'un caisson à galerie, monté sur deux roues quand ils sont à bras et sur quatre roues quand ils sont attelés. Ce caisson se charge par trois portes qui s'ouvrent sur les deux côté latéraux et sur le côté postérieur. Les pots y sont placés par deux ou trois sur chacun des trois côtés, de manière que leurs robinets viennent se présenter juste dans l'ouverture ménagée dans le bas de chaque porte. Au-dessus des robinets se trouve inscrite la qualité du lait qu'ils doivent débiter ainsi que le prix de vente. Une autre porte, plus petite, est pratiquée dans le caisson, d'un côté seulement, au-dessus de la roue d'arrière; elle s'ouvre sur un compartiment réservé au transport du lait et de la crème à vendre en bouteilles. Chaque voiture porte, outre l'indication des qualités et des prix de la marchandise qu'elle renferme, un numéro d'ordre, le nom de la société, ainsi que sa marque. Le chargement terminé, on scelle les portes qui se ferment sur les pots contenant le lait destiné à la vente au litre et au demi-litre, et, à heures fixes,

les voitures partent, accompagnées chacune de deux
hommes, pour aller stationner dans la rue, au bord du
trottoir, à des endroits déterminés de la ville, ou pour
parcourir les quartiers excentriques et les faubourgs,
qu'à épuisement de leurs provisions.

« Les voitures qui font la livraison aux dépôts, phar-
macies et épiceries, doivent y arriver avec leurs plombs
intacts, et ce n'est qu'à cette condition que les destina-
taires acceptent l'envoi qui leur est adressé. Quant aux
voitures qui vendent au détail dans les rues, elles doivent
revenir à l'usine telles qu'elles en sont sorties, c'est-à-
dire avec le plomb des pots et des portes intact. Grâce
à ces mesures, on coupe court à toute velléité de mouillage ou d'écrémage de la part des livreurs et des vendeurs. Ces derniers ne peuvent débiter le lait autrement
qu'en le soutirant aux robinets qui s'ouvrent et se ferment par les ouvertures pratiquées dans le bas des portes de la voiture. Il leur est même impossible de frauder
en vendant une qualité de lait pour une autre, car au-dessus de chaque robinet figure, en toutes lettres, l'indication de lait intégral ou écrémé.

Danske Maelke Compagnie. — « Cette société s'est
rapidement développée, au point qu'elle occupe actuellement, 250 ouvriers et traite de 50.000 à 60.000 litres de
lait par jour.

« Cette énorme quantité de lait ne lui est pas fournie par
des fermiers des environs directs de Copenhague. Elle
possède, dans diverses régions assez éloignées, des laiteries coopératives dont les adhérents sont soumis, en
ce qui concerne l'alimentation du bétail, l'hygiène des

étables et du personnel de la ferme, aux mêmes obliga-
tions que les fournisseurs de la « Kjoberbavns Maelk-
fersyning ». La plus importante de ces laiteries est située
à Marsler, près d'Odense, en Fionie; elle envoie à la
compagnie environ 10.000 kilogrammes de lait par jour.

« Le lait collecté dans les laiteries est versé dans
d'énormes bidons d'une capacité de 500 kilogrammes.
C'est dans ces récipients mêmes qu'on le soumet à une
température très basse qui le congèle partiellement. Cette
opération terminée, on charge les bidons sur des wagons
frigorifiques qui les transportent à Copenhague. Ils
arrivent au lieu de destination avec un tiers de la masse
totale du lait congelé en un bloc, qui nage dans la masse
du liquide.

« La société, à l'encontre de la précédente, ne vend
que du lait pasteurisé. Les trois opérations (filtration,
pasteurisation et refroidissement) ne durent pas plus d'un
quart d'heure pour une même quantité de lait.

« Les appareils servant à la filtration, à la pasteurisation et au refroidissement du lait fonctionnent automati-
quement pendant toute la durée des opérations. Ils se
démontent assez facilement et sont d'abord nettoyés à
l'eau chaude, puis stérilisés à la vapeur.

« En sortant des pasteurisateurs, le lait est immédiatement refroidi, puis amené dans une salle où il est mis
en bouteilles.

« La vente en gros se fait soit en pots, soit par paniers
de 20 bouteilles; au détail, le lait est livré en litres et en
demi-litres.

« Sur les 50.000 à 60.000 litres de lait que la compagnie reçoit quotidiennement, elle vend comme lait inté-

gral pasteurisé de 30.000 à 35.000 litres; comme crème, environ 3.000 litres; comme lait demi-écrémé, le lait qui a fourni la crème; enfin, comme lait pasteurisé pour nourrissons, quelques milliers de litres provenant de vaches choisies.

« Les expéditions et les livraisons se font dans les mêmes conditions qu'à la « Kjobenhavns Maelkeforsyning », c'est-à-dire, les mêmes précautions sont prises pour que le lait parvienne absolument frais et intact aux consommateurs.

« L'établissement possède également une section de laiterie dans laquelle on fabrique du beurre avec le lait et la crème qui reviennent invendus. L'écrémage s'effectue mécaniquement, au moyen de turbines Laval. Le babeurre est stérilisé à nouveau, puis revendu à très-bon marché aux fermiers qui font l'élevage du porc. » (H. de Rothschild).

En résumé, les grands avantages des sociétés de Copenhague se posent de la façon suivante :

1° *Contrats avec les fermiers stipulant des mesures à prendre en ce qui concerne l'hygiène alimentaire et l'hygiène générale de la bête laitière; des vétérinaires, des inspectrices, par des visites régulières, mais assez inopinées, s'assurent si les prescriptions recommandées sont suivies;*

2° *Travail du lait (filtrage, pasteurisation, etc.) effectué dans les meilleures conditions industrielles;*

3° *Vente directe au consommateur, faite de façon que toute fraude soit impossible.*

Dans la plupart des pays étrangers se sont créées des sociétés calquées sur celles de Copenhague:

*Berlin.* — A côté de la « Milch-Centrale », dont nous avons parlé plus haut, il y a également à Berlin de grosses compagnies laitières dont le système d'exploitation est, en quelque sorte, mixte.

La maison Bolle, par exemple, tire son lait :

1° De vaches qui sont entretenues par elle, dans des étables particulièrement conformes aux exigences de l'hygiène;

2° De fermiers des environs de Berlin, dont les vacheries sont soumises à la surveillance constante des vétérinaires qui sont à la solde de la société laitière.

Nous avons suffisamment pénétré dans le détail des organisations antérieures pour nous dispenser d'y revenir. Disons simplement que le contrôle établi par la société sur ses fournisseurs, ne peut pas absolument être aussi rigoureux que la surveillance exercée sur les animaux qu'elle possède dans sa propre vacherie. Aussi, le lait de ces derniers est-il vendu plus cher, il est destiné principalement aux enfants et aux malades.

A *Milan*, la société de laiterie, *Locale Triulzi*, s'est beaucoup inspirée de ce qui se fait à Copenhague.

En Argentine, dans l'impossibilité où se trouvent les habitants des grandes villes, de Buenos-Ayres principalement, de se procurer du lait frais, on s'explique pourquoi ont été rapides les progrès de la grande industrie laitière. Le développement de cette dernière tient aussi à la création de puissantes sociétés pour la vente du lait en nature: « La Martona », « La Granja Blanca », « La Vascongada ». « La Martona » possède 9.000 vaches et diverses usines. Aussitôt trait — et la mulsion s'opère à la prairie — le lait est filtré, pasteurisé et expédié en wagons frigorifiques.

A l'arrivée à Buenos-Ayres, la société dispose de quarante-cinq voitures qui distribuent le lait dans une cinquantaine de maisons de vente appartenant à la société. De cette façon, cette dernière produit, manipule et vend directement le lait à sa clientèle.

« La Granja Blanca » livre surtout à domicile. Elle ne possède que dix à douze maisons de vente, mais le nombre de ses voitures de livraisons est de quatre-vingt-dix.

« La Vascongada » vend 100.000 litres de lait par jour. Le lait qu'elle récolte, filtré, pasteurisé et refroidi, est cédé par elle, ensuite, à des revendeurs.

Comme on le voit, chacune de ces trois grandes sociétés correspond à un type particulier.

Puis viennent les sociétés américaines. Nous empruntons les détails qui vont suivre, au rapport de Georges Witaker (1), au deuxième congrès international de laiterie (Paris, 1905):

A Boston, le commerce du lait est tout entier dans les mains de quelques « contractors » (entrepreneurs). Le lait est amené soit en voiture, soit en train, dans des « cans » d'une contenance de 7 litres et demi environ et fermés avec des bouchons de bois. Ceux-ci sont lavés et entretenus par les fermiers. Les contractors de Boston se bornent à surveiller la fourniture qui leur est faite, à visiter les étables pour signaler aux fermiers ce qui est trouvé défectueux. Ceux-ci transportent leur lait à la

_____________

(1) G. Witaker. — Rap. au 2ᵐᵉ Congrès du lait (Paris, 1905).

gare voisine et mettent leurs cans dans des wagons spéciaux. Aussitôt arrivés, les wagons sont conduits aux
dépôt. Là, des colporteurs et des débitants entrent en
possession du lait et vont en faire la distribution. Les
dépôts de lait sont sous la surveillance des autorités.

À New-York, il est fait chaque jour une consommation
de 8.200 hectolitres de lait. Ce lait provient d'un rayon
de 60 à 600 kilomètres.

« La plus grande partie du lait vendu à New-York
est distribuée et mise en vente par des négociants qui ont
leurs « crémeries » dans les régions productives et qui,
par conséquent, sont à la fois *producteurs, négociants
en gros et vendeurs au détail*, centralisant, en un mot,
toutes les opérations du métier. » Ces grandes maisons,
de par leurs exigences, établissent un lait type, vont jusqu'à prohiber l'emploi d'aliments tels que navets, résidus de brasseries et de distilleries, les tourteaux de lin,
les déchets de glucose, etc.; les étables doivent être ven-
tilées et chaulées un fois par an. Dans les 45 minutes qui
suivent la traite, le lait doit être refroidi dans la glace
à + 38° F. (14° 1/2). Les traites sont séparées et des ins-
pections ont lieu de temps à autre. Le lait est conduit le
matin à la crémerie. Là, les cans sont lavés, stérilisés et
rendus aux fermiers. Le lait est mélangé et refroidi, puis
mis dans des cans de 37 litres et demi qui, en attendant
le départ plongent dans des bacs où circule de l'eau gla-
cée. Des wagons spéciaux, chauffés en hiver, réfrigérés
en été, remportent ces cans à New-York en un dépôt
central. Le lait y est mis en bouteilles, puis passe au
magasin de vente.

La consommation du lait dans la ville de Philadelphie

atteint par an, 1.050.000 hectolitres. Ce lait est recueilli dans un rayon de 60 kilomètres. Il n'y a pas de wagons spéciaux pour amener les cans des crémeries au dépôt des négociants, car là, le commerce en gros n'existe pas; les détaillants se fournissent directement chez le fermier et vont à l'arrivée du train réclamer leurs envois.

Paris n'a plus rien à envier à Copenhague, grâce à deux institutions que nous avons déjà mentionnées : l'*OEuvre philanthropique du lait* et l'*OEuvre sociale du bon lait*. Toutes deux ont adjoint au côté commercial de la gestion, un côté philanthropique. Des esprits chagrins ont bien, il est vrai, critiqué cette double tendance des deux sociétés laitières, dont nous venons de parler, mais ils n'ont appuyé leur argumentation sur aucune raison sérieuse.

L'OEuvre philanthropique du lait fut créée en août 1900 par le Docteur Henri de Rothschild. Son programme était: « Procurer du lait de très bonne qualité, du lait tel qu'il sort du pis de la vache, tant frais que stérilisé :

« 1° Aussi bon marché que possible à la classe ouvrière;

« 2° Gratuitement aux indigents.

« L'œuvre a, dans ce but, installé dans l'Eure-et-Loir, sur les confins de la Sarthe, deux usines de pasteurisation, de sorte qu'entre le producteur et l'acheteur, il n'existe plus d'intermédiaire. Le lait doit être livré dans des dépôts aménagés par la société et tenus par des gérantes appointées selon le bon entretien de leur dépôt. Le prix de vente est de 25 centimes le litre de lait frais et 20 centimes le demi-litre de lait stérilisé. A l'heure actuelle, cinquante dépôts fonctionnent et débitent plus de 40.000 litres de lait par jour (1). »

Ceux-ci sont surveillés d'une façon extrêmement minutieuse. Tous les jours, les inspecteurs de l'œuvre y passent, prélevant des échantillons qui sont analysés au bureau central : ces analyses doivent concorder avec les analyses du lait au départ du centre de production.

Les services que rend l'Œuvre philanthropique du lait sont dignes d'éloges. Sans être une entreprise purement commerciale, elle couvre plus que ses frais en se contentant, cependant, d'un bénéfice minime, et les gains qu'elle réalise sur le consommateur qui vient lui acheter du lait l'aident à développer son côté philanthropique.

Le succès de cette institution montre qu'il est possible de mener à bien, au point de vue financier, une entreprise de même nature, et *a fortiori*, en serait-il de même si celle-ci était dégagée de toute démonstration philanthropique.


« L'Œuvre sociale du bon lait » assure à la population tout entière, comme aux enfants élevés artificiellement, le lait qui leur est nécessaire.

Mais le bon lait doit être accessible à tous. Comment résoudre ce problème ?

« Pour obtenir le bon lait, à bon marché, nous avons eu recours à un procédé très moderne, qui vient d'Amérique, peut-être, et n'en est pas plus mauvais pour cela. Nous faisons payer notre appui aux commerçants qui nous fournissent le lait. La philanthropie peut être l'al-

---

(1) Dr Wildermann. — Rap. au 2e Cong. int. de laiterie. Paris, 1905.

liée de l'industrie. Nous l'avons montré en imposant la vente à bas prix, d'un bon produit, en échange de notre patronage.

« A ce lait vendu bon marché, nous donnons une garantie, car nos *vétérinaires* surveillent les vaches qui le fournissent, les étables où il est trait, les dépôts où il est apporté. Ce lait, dès qu'il arrive dans nos dispensaires, est surveillé par nos inspecteurs, nos chimistes, nos *médecins*. Il ne peut échapper à ces contrôles multiples et il est sain. Il ne tue pas les enfants (1). »

Pour en arriver à ce résultat, l'œuvre a dû d'abord organiser un laboratoire dépendant exclusivement de l'Association et permettant un contrôle chimique rigoureux, puis elle a cherché un commerçant qui voulut bien de ce contrôle.

« Or, trouver un industriel qui consentit à laisser contrôler son lait à la ville, à la campagne, d'une façon permanente, en échange d'un simple patronage d'une Association qui n'a pour elle que l'honorabilité et l'indépendance de ses organisateurs et le dévouement de ses adhérents, semblait à quelques-uns une utopie sans lendemain et à d'autres, une affaire commerciale ingénieusement truquée. » En dépit de ces opinions, la compagnie laitière Maggi a donné son adhésion à ces desiderata et autorisé l'Association à pénétrer quand elle le jugerait convenable dans tous ses établissements, dans tous ses centres de production et aussi dans les étables de ses fournisseurs.

______________

(1) *Bull. de l'Assoc. de l'Œuvre sociale du bon lait*, nos 1, 2, 3, 4, 5, 6, 7, 1906-1907.

La première partie de ce programme, confiée au service du laboratoire de l'O. S. B. L. a trait à la surveillance du lait à Paris, dans les dépôts et dispensaires de l'Association : la tâche dévolue au chimiste, dans cet ordre d'idées, est des plus délicates. Avant de se prononcer sur la présence d'une fraude chez un crémier ou un épicier, le laboratoire municipal doit bien souvent remonter au laitier en gros et parfois même au producteur.

Le contrôle de l'Œuvre ne s'exerce pas seulement dans les dépôts de vente de Paris, en vue de prévenir la fraude, il s'étend aussi aux centres de production de province et va enquêter, jusque dans leurs étables, les paysans peu scrupuleux qui seraient tentés de mouiller leurs produits, par la présence incessante de tout un personnel de chimistes et d'inspecteurs qui ne cessent de battre la campagne.

Ce n'est pas tout : encouragée par ces succès, l'Œuvre va demander à son fournisseur de tenir la main d'une façon stricte à ce que chaque dispensaire soit, autant que possible, alimenté par le lait d'une même région. Elle voudrait aussi, comme au Danemark, arriver à empêcher les fermiers de faire consommer exclusivement à leurs animaux des aliments très aqueux qui poussent à la production, au détriment de la richesse beurrière. Elle examine aussi la question de donner aux fermiers des conseils sur l'alimentation des bêtes bovines, en particulier sur l'établissement des rations nutritives. Elle se base, à ce sujet, sur les bons résultats qu'ont donnés les conférences aux serveuses des dispensaires, conférences où furent développés par les médecins de l'Œuvre, les conseils les plus sages sur l'hygiène du dispensaire, la propreté des serveuses et celle des récipients et aussi sur le rôle des serveuses comme auxiliaires du médecin pendant la consultation.

L'OEuvre sociale du bon lait est ainsi arrivée à un résultat commercial excellent, mais nous devons aussi parler de ses résultats comme société philanthropique. Elle a distribué gratuitement, du 1er avril 1905 au 1er juillet 1906, *100.310* litres de lait, dont tout le monde a reçu sa part. Les bureaux de bienfaisance, notamment, ont reçu 27.495 litres.

L'OEuvre fut d'abord approuvée par le Conseil d'hygiène de la Seine, puis, peu à peu, elle a conquis tous les suffrages.

Sur 650.000 litres de lait qui sont quotidiennement absorbés dans Paris, le contrôle des chimistes de l'OEuvre s'exerce d'une façon permanente, sur une quantité de litres de lait qui varie entre 60.000 et 65.000 par jour, vendus à 0 fr. 25 le litre, soit sur 10 p. 100, au minimum, de la consommation totale. Ainsi, le problème posé était donc résolu par cette coalition bienfaisante de deux grandes forces, trop souvent séparées, la philanthropie et le commerce. »

### III. — **Sociétés d'agriculture.**

Puisque, par voie légale, il n'est pas possible d'exiger du paysan une refonte, cependant si nécessaire, de sa vacherie, il faut s'y prendre autrement. Il faut combiner les efforts des pouvoirs publics, des sociétés et des comices agricoles, des sociétés vétérinaires et organiser des concours d'étables.

En Belgique. au début, ces concours furent créés par certains comices agricoles, sur leur budget particulier, sans aucune allocation officielle. Depuis 1906, le Département belge de l'agriculture fournit une subvention de 50.000 francs pour encourager les sociétés organisatrices de ces concours.

Il y a deux ans, à Lyon, à la Société d'agriculture, M. Arloing et M. Porcher ont eu, un moment, l'idée de provoquer le développement de pareils concours; mais ils avaient reculé devant la modicité des sommes qui auraient pu être mises à leur disposition. « Je crois, dit M. Porcher, que nous avons eu tort. Avec une allocation, même restreinte, on peut obtenir beaucoup de celui qui est récompensé; la somme qui lui est apportée, si faible soit-elle, est pour lui un encouragement. Si vous y ajoutez une récompense honorifique, une juste réclame faite sur son nom et si nous pouvions parfaire tout cela, par la complicité préfectorale, avec quelques rubans du mérite agricole de temps en temps, on arriverait à des résultats qui pourraient surprendre. L'exemple de la Belgique est là pour nous prouver que nous ne nous illusionnons pas. » (Porcher (1).

Le mode d'organisation des concours d'étables varie peu d'une région à l'autre. Ces étables sont visitées à deux reprises différentes, à quelques mois d'intervalle, par un jury qui comprend toujours un vétérinaire, assisté d'un agronome et d'un praticien. Le vétérinaire pourrait même, à lui seul, constituer le jury. La notation a lieu suivant la méthode des points: elle vise tout ce qui con-

_______________

(1) *Le Contrôle du lait et la Vétérinaire*. Chartres, 1907, p. 10.

cerne l'amélioration de l'hygiène, hygiène des locaux,
hygiène des animaux : bâtiments, leur situation, leur con-
fort, plancher, plafond, aérage, éclairage, température,
litière, propreté générale, etc. — Rien ne s'opposerait à
étendre encore les conditions du concours, à y faire ren-
trer la tuberculination par exemple.

### IV. — **Comités d'alliance d'hygiène sociale.**

Si aucune société purement médicale n'a encore consenti, dans notre pays, ainsi que nous le verrons plus
loin, à accorder son apostille aux fournisseurs consciencieux, aux laitiers scrupuleux, il n'en est pas ainsi de
certains organismes, plus complexes et surtout plus
variés de par leur recrutement même, nous voulons parler des comités locaux de l'Alliance d'hygiène sociale. A
cet égard, le comité bordelais a donné l'exemple (1) :

« Le comité s'est demandé tout d'abord si réellement
le fournisseur pourrait livrer du lait satisfaisant à toutes
les conditions requises, à un taux qui ne serait pas trop
élevé pour les bourses modestes. D'après l'estimation
des hommes compétents et d'après des calculs basés sur
le prix du lait fourni à certaines sociétés, il a été reconnu
que le lait des fournisseurs agréés par notre comité pourrait être vendu à un prix qui ne dépasserait pas sensible-
ment le prix actuel du lait de bonne qualité marchande.
Notre œuvre ne péchera donc pas par la base. »

Il a décidé ensuite « que les certificats de tubercu-
linisation fournis par tout vétérinaire, seraient acceptés,

_______________

(1) P. Ferré. — *Rev. de l'all. d'hyg. soc.*, n° 5, août 1906.

mais que le comité se réservait le droit de faire contrôler à tout instant, par des vétérinaires agréés par lui, l'état de réaction de toute bête laitière à la tuberculine ».

« Les fournisseurs tiendront un registre, sorte de casier sanitaire où seront inscrits le mouvement de leur troupeau, les dates de tuberculination pour chaque animal, l'état sanitaire des bêtes. Il est certain que ces contrôleurs vétérinaires joueront un rôle des plus importants, et à juste titre, dans notre œuvre. »

« En dehors des contrôleurs d'ordre technique, le comité girondin mettra en action des agents de surveillance qui prélèveront à l'improviste, soit à la laiterie, soit en cours de route ou de livraison, des échantillons de lait et qui vérifieront si l'ouverture des vases se fait correctement, c'est-à-dire proprement et sans fraude.

« Sur la proposition de quelques personnes, il a même été admis que les membres de l'Alliance d'hygiène sociale qui en feraient la demande pourraient surveiller la distribution du lait. »

« Une question des plus intéressantes a retenu assez longuement notre attention: c'est celle du mode de transport et de débit du lait. Nous demanderons que le transport se fasse, autant que possible, dans des voitures fermées et, dans tous les cas, dans des voitures où le lait sera abrité contre les rayons du soleil. Ce liquide sera contenu, pour les quantités supérieures à un litre, dans des vases métalliques, dits « quartons » dans notre région, et pour les quantités inférieures à un litre, dans des vases de verre. Nous recommanderons l'emploi du quarton familial et chaque famille sera engagée à posséder deux quartons qui rouleront et dont elle pourra assurer, en principe, la propreté. Pour le détail, le lait ne pourra pas être transporté dans des quartons excédant cinq litres, cela pour éviter les débouchages trop fréquents, qui permettent aux germes des rues de se mêler au lait.

« Les bouteilles, conformément à des faits récemment signalés, seront en verre vert ou rouge. Peut-être même arriverons-nous à supprimer complètement l'emploi du verre. »

« Tous les flacons de lait seront pourvus d'une étiquette indiquant que le fournisseur est agréé par l'Alliance d'hygiène sociale. Les quartons et bouteilles seront munis d'un plomb reliant des fils attachés aux deux anses des quartons ou fermant les bouteilles. »

« Nous nous sommes occupés longuement de la question financière. Nous avons résolu de demander aux fournisseurs agréés de l'Alliance, des rétributions modérées, il est vrai, car nos faibles ressources ne nous permettraient pas de subvenir aux dépenses que nécessitera le fonctionnement de notre œuvre. Les fournisseurs qui nous seront affiliés paieront un droit d'entrée de 5 francs pour un troupeau de dix vaches et au-dessous, de 10 fr. pour un troupeau de plus de dix vaches. Ils paieront, en outre, un droit annuel de 2 francs par tête de bétail. Les collecteurs ou fournisseurs collectifs de lait paieront 20 francs de droit d'entrée, plus un droit d'abonnement annuel de 10 francs.

« Nous avons fixé également les indemnités à donner à nos contrôleurs. Ces indemnités sont basées sur les allocations que reçoivent les vétérinaires sanitaires. Nous espérons réaliser, du fait de l'intervention de quelques membres de l'Alliance, des économies sérieuses sur les frais de transport. »

Le comité girondin, tout en faisant une propagande active, a évidemment entendu « sauvegarder sa personnalité et décliner formellement toute responsabilité dans les fraudes ou infractions qui pourraient être commises par les fournisseurs agréés par lui ».

En 1904, le comité du Pas-de-Calais a marché sur les traces du précédent et a organisé la production et la vente du lait pour nourrissons, à Arras, Douai, Saint-Omer.

Dans l'Hérault, le préfet, sur la proposition du Conseil d'hygiène, le 12 janvier 1901, énonce que :

« Tout laitier, vacher, etc., recevra de l'administration, une attestation dont il pourra se prévaloir en la reproduisant sur l'enseigne de sa vacherie, sur ses prospectus et ses voitures... s'il consent à n'avoir dans ses étables que des vaches n'ayant pas réagi à la tuberculine, à ne livrer à la consommation que du lait provenant de ces vaches », s'il accepte enfin de se soumettre à certaines conditions fort judicieusement établies pour éviter la possibilité de toute erreur involontaire ou volontaire.

Dans le même département, le Conseil d'hygiène, pour décider les nourrisseurs à solliciter l'attestation préfectorale, proposa :

1° D'engager, par la voie de la presse, le corps médical, à seconder les efforts de l'administration.

2° D'engager les établissements publics, écoles, hôpitaux, à ne prendre du lait qu'aux vacheries ayant l'attestation, comme cela se fait à Nantes (arrêté municipal du 18 octobre 1898);

3° De demander la publication par voie administrative des noms des nourrisseurs qui ont obtenu l'attestation;

4° D'établir des concours annuels entre les vacheries des départements.

Le diplôme de prix serait valable pour un an.

# CHAPITRE III

## De l'action médicale dans l'amélioration de la qualité du lait consommé dans les villes. — Influence des Sociétés de Médecins.

En présence, ainsi que nous l'avons déjà dit, des difficultés nombreuses auxquelles se bute toute réglementation, de la résistance instinctive qu'apportent non seulement le paysan, mais aussi le boutiquier qui débite le lait au détail, à tout ce qui leur paraît revêtir l'aspect d'une contrainte, que celle-ci soit imposée par l'Etat, le département ou la commune, il faut s'y prendre autrement pour obtenir des résultats sérieux et certains dans l'amélioration des conditions de la production du lait. Nous avons rapidement examiné tout à l'heure ce qu'étaient capables de faire à ce point de vue les sociétés d'agriculture, les comités locaux de l'Alliance d'hygiène sociale: nous allons voir maintenant ce que l'on peut attendre de l'intervention des médecins et des sociétés médicales dans la question posée ici.

Le corps médical est au premier chef intéressé dans la production du bon lait en faveur duquel il devrait entreprendre, plus énergiquement qu'il ne l'a fait encore jusqu'ici, une véritable croisade.

Il y a lieu de rendre hommage ici au dévouement intelligent des très nombreux médecins qui ont organisé dans notre pays, les « gouttes de lait », les « consultations de nourrissons », dont les bienfaits sont reconnus de tous aujourd'hui. Mais, somme toute, ces bienfaits ne se répartissent que sur un nombre plutôt restreint et sur une variété spéciale de consommateurs : les enfants.

S'il est bien d'avoir pensé d'abord aux tout petits, il serait mieux d'élargir les visées et tout en ne négligeant pas l'enfant, songer à l'alimentation en lait d'une population tout entière.

C'est ici que le rôle du médecin peut être important. Comme le dit le vieux proverbe, il vaut mieux prendre les mouches avec le miel qu'avec le vinaigre : c'est-à-dire que si l'on obtient beaucoup, sinon tout, de celui dont on éveille l'intérêt, on se bute à la force d'inertie la plus marquée, si l'on veut intervenir près du même individu par des dispositions légales, que par principe il ne juge jamais justes, mais bien au contraire toujours tracassières et tyranniques.

Le progrès, nous l'avons déjà dit, avec le professeur Porcher, ne peut résulter que de la mise en jeu de l'activité individuelle excitée par l'intérêt, soutenue par l'émulation et sollicitée par des encouragements qui n'ont pas toujours besoin d'être officiels.

Il est en effet bien certain que la nature de cet encouragement et la manière dont il peut être dispensé, doivent souvent lui donner une grande valeur et le faire apprécier des concurrents intéressés.

Il est donc très plausible d'admettre que l'attestation médicale devra être très recherchée des fournisseurs de lait consciencieux, de ceux qui ne demandent qu'à vendre de la bonne marchandise, de ceux qui n'ont pas besoin d'y être invités pour ouvrir toutes grandes leurs portes à l'inspection la plus minutieuse.

L'appui médical pourrait être suspecté, s'il n'était fourni que par un seul individu ou par un groupe très réduit de personnalités sans mandats qu'il est toujours facile de réunir, mais il n'en sera plus de même dès l'instant où cet appui sera sollicité des sociétés médicales dont la valeur morale et scientifique de leurs membres est au-dessus de tout soupçon, et ne peut être attaquée.

La « Société pédiatrique » de Philadelphie nous fournit un exemple à suivre et voici, tels qu'ils sont donnés par M. Witaker, dans l'intéressant rapport auquel nous avons déjà fait des emprunts, les détails les plus circonstanciés sur sa façon de procéder (1) :

«Elle a été organisée en 1895 pour étudier ce qui a trait aux maladies infantiles, et presque dès sa formation, en 1898, s'est occupée de la question du lait. Une commission nommée par elle pour rechercher par quels moyens on pourrait assurer aux enfants, particulièrement aux enfants maladifs, un lait meilleur que le lait ordinaire, lui présenta un rapport qui fut accepté, et dont le programme fut mis en exécution en 1900. Le programme partait de ce principe que le meilleur lait pour enfants est celui qui n'a subi aucun traitement, a été produit par des bêtes saines, dans les meilleures conditions possibles, et dans des locaux bien propres.

---

(1) G. Witaker. — Aliment en lait des grands centres des Etats-Unis. Rap. au 2ᵉ Congrès int. du lait. Paris, 1905.

« La commission dont il s'agit est connue sous le nom
de « Commission du lait de la société pédiatrique de
Philadelphie »; ses membres ne reçoivent aucune rétri-
bution et agissent uniquement dans le but d'améliorer
la qualité du lait; les dépenses nécessitées par l'inspection des étables sont supportées par la ferme inspectée.
Le rôle des membres de la commission consiste à examiner périodiquement l'état sanitaire des bêtes, l'état de
propreté des fermes, le soin et les précautions apportées
à la traite du lait, le nettoyage des ustensiles employés,
la nature de l'alimentation donnée aux vaches, enfin
l'état sanitaire des agents de la ferme.

« En d'autres termes, les vaches doivent être tubercu-
linées, les étables bien éclairées et aérées, les chambres
à lait à l'abri des odeurs des étables et pourvues de sté-
rilisateurs pour le nettoyage des bouteilles et autres ustensiles, les rigoles des écuries fréquemment lavées, les
vaches constamment entretenues en état de propreté et
sèches; les étables construites de façon à rester propres
en tout temps, le lait immédiatement refroidi, puis mis
en bouteilles dans un local éloigné des étables et accessible aux mauvaises odeurs et à la poussière. Le lait qui a
été produit dans les conditions ci-dessus indiquées est
régulièrement soumis à une expertise chimique et bactériologique, afin de contrôler s'il possède toutes les qualités requises de pureté et de valeur nutritive. Il doit
avoir une densité variant entre 1029 et 1034; il doit être
neutre et légèrement acide, contenir entre 3,5 et 4.5 %
de 4 à 5 % de sucre, et pas moins de 3.5 % de matières
grasses; il doit être libre de toute matière étrangère, de
toute substance chimique ou de toute matière colorante,

il doit, de plus, ne contenir aucun germe dangereux et ne pas renfermer plus de 10.000 bactéries, de quelque sorte que ce soit, par centimètre cube.

« Un certificat est délivré quand il est satisfait à toutes ces conditions : il demeure valable pendant un mois seulement. Si une inspection ultérieure révèle des conditions défectueuses ou permet de constater que le lait n'est pas conforme au type idéal, le certificat est refusé pour le mois suivant.

« Le programme suivant lequel la société devait opérer, fut notifié à tous ceux qu'il pouvait intéresser, dans les termes suivants : « Si vous ne désirez pas que votre lait soit soumis à l'examen de la commission, celle-ci ne fera, bien entendu, rien qui puisse préjudicier à vos intérêts; mais il semble qu'il serait avantageux pour le médecin comme pour les meilleurs producteurs de lait, d'avoir à leur disposition un tel mode d'examen, fonctionnant sous la garantie d'un comité approuvé par la société et composé de médecins se préoccupant surtout du bien-être des enfants. »

« Ainsi donc, c'était et c'est encore une simple faculté et non une obligation d'adhérer à la société et à son programme. Au début d'ailleurs, on craignit que les frais de contrôle ne fussent pas rachetés par la possibilité de vendre le lait contrôlé à un prix plus élevé que le lait ordinaire, et par suite, c'est à peine si une demi-douzaine de fermes demandèrent que leur lait fût « certifié »: mais quand il eût été constaté que cette sorte de lait devenait très demandée, la quantité de lait et de crème soumise à l'examen du comité de la société augmenta graduellement jusqu'à donner lieu, à pré-

sent, à la délivrance de 113.000 certificats par mois; ce
résultat est considéré comme très satisfaisant. Aussi la
réputation de la   société, maintenant très populaire.
s'étend-elle chaque jour davantage, et son fonctionnement fait-il surtout l'objet de demandes de renseigne-
ments venant de l'étranger.

« Ceux qui font usage de lait « certifié » consentent parfaitement à le payer un peu plus cher que le lait ordinaire, et l'avantage du contrôle organisé par la société
est devenu si  évident que si, par hasard, un certificat
vient à être refusé, les consommateurs en ont de suite
connaissance et se renseignent immédiatement sur les
causes du refus.

« Si le nombre de fermes dont le lait est soumis à l'examen de la société n'est encore relativement que peu
élevé, cela tient, sans doute, à ce que celle-ci vise, non
pas à améliorer la qualité générale du lait consommé
dans Philadelphie, mais seulement à obtenir un lait conforme au type reconnu le meilleur pour la nourriture des
enfants.

« Une ferme qui s'est fait la spécialité de vendre exclusivement du lait « certifié » a été visitée par l'auteur du
présent rapport : il y avait 155 vaches produisant du
lait; toutes appartenaient aux races Guernesey et Hol-
stein. Les étables étaient spacieuses, très hautes de plafond; les toits étaient pourvus de ventilateurs; les fenê-
tres nombreuses: tout y était brillant et luisant: les râte-
liers et toute la charpente étaient en fer; le sol cimenté.

« Sitôt trait, le lait était emmené dans un local voisin,
où il était pesé et versé dans des « cans » de 40 quarts
(37 litres 85), qu'un câble aérien transportait dans les

bâtiments de la ferme, loin des étables; l'intérieur de la chambre à lait est entièrement cimenté : les murs comme le plancher et le plafond; des paravents en défendent l'accès aux mouches. La chambre à lait est pourvue de tous les appareils voulus pour nettoyer et stériliser les bouteilles avant leur remplissage.

« Les rigoles d'écoulement sont garnies d'un revêtement en tôle. Les refroidisseurs sont disposés au milieu de la salle; il n'y a ni angles, ni coins où pourraient se cacher ou s'amasser des poussières, des détritus : tout y est rigoureusement propre. Là, le lait est refroidi et mis en bouteilles; les bouteilles sont elles-mêmes placées au nombre de douze dans des boîtes remplies de glace; le départ a lieu à 9 heures du soir, et l'arrivée à Philadelphie vers 11 heures. La distribution en ville commence vers 3 heures du matin et se fait au moyen du personnel et des voitures de la ferme; de sorte que l'ensemble des opérations de récolte et de livraison est sous le contrôle même du fermier.

« Les bouteilles sont bouchées par une sorte de chapeau en carton sur lequel est apposé le certificat de la Société pédiatrique; le tout est maintenu en place par du parchemin et par une bande gommée. La bouteille porte le nom de la ferme avec une des inscriptions suivantes, bien visible : « 5 % de beurre » ou « 4 % de beurre ». La crème est présentée au public de la même manière, mais l'étiquette porte « 16 % de beurre » ou « 25 % de beurre ».

« Le lait certifié se vend au détail dans Philadelphie 12 cents le quart ou 7 cents la pinte (0 fr. 64 les 0 litre 94 ou 0 fr. 37 les 0 litre 47).

« On se plaint parfois dans les autres villes que les

acheteurs ne sont pas renseignés sur la richesse du produit qu'ils achètent; à Philadelphie, il n'en est pas ainsi avec le lait « certifié » et si, par hasard, il arrive qu'un livreur vend du lait à 4 % au lieu de 5 %, les clients réclament promptement. Les deux sortes de lait sont d'ailleurs vendues au même prix, les directeurs de la ferme prétendant qu'il n'y a aucune différence dans le prix de revient de chaque catégorie.

« Le nombre des bactéries est régulièrement attesté; il varie habituellement entre 500 et 1.000 par cc., très exceptionnellement il atteint 5.000; mais on se rappelle que la société accorde jusqu'à 10.000. Comme point de comparaison il est intéressant à retenir que le comité d'hygiène de Boston a fixé, pour le lait servant à l'alimentation générale de la ville, un maximum de 500.000 bactéries. »

Ce qui fait la grande valeur du certificat délivré par la Société pédiatrique de Philadelphie, c'est qu'elle résulte d'une inspection réclamée par le laitier lui-même et non imposée par un règlement: c'est que « c'est une simple faculté et non une obligation d'adhérer à la société et à son programme ».. Si, en effet, il est toujours facile de passer entre les mailles d'un règlement, si draconien soit-il, il l'est beaucoup moins de se soustraire aux exigences de celui que l'on tient à contenter, dès l'instant où leur correspond une plus-value sur la marchandise que l'on doit débiter. Le laitier finit même par être convaincu de la légitimité de tout ce que demande l'inspecteur de la société, et c'est là même un moyen très heureux de faire l'éducation de tous ceux qui sont intéressés à l'industrie laitière. « Il faut en effet avouer, dit le professeur Porcher, à l'excuse de ceux dont nous critiquons l'indifférence et la négligence, que l'intéressé lui-même ne sait pas toujours au juste de quel côté se trouve son intérêt. C'est à ses conseillers ordinaires à le lui montrer. Le vétérinaire est le premier de tous. Son contact journalier avec le paysan, ses connaissances en hygiène, en zootechnie et en pathologie, font de lui le facteur important de l'éducation du producteur de lait. » Mais au vétérinaire doit s'ajouter le médecin, dont les exigences nouvelles viendront se joindre à celles des vétérinaires.

Le médecin et le vétérinaire doivent marcher la main dans la main dans la palpitante question d'hygiène qui s'occupe du lait. L'organisation de l'inspection de la laiterie, telle qu'elle est faite par la Société pédiatrique de Philadelphie nous le prouve surabondamment.

Le seul reproche que l'on puisse adresser à la manière dont fonctionne le contrôle de la Société de Philadelphie, c'est qu'en présence du nombre considérable de certificats délivrés mensuellement, on peut se demander si un contrôle portant sur un si grand nombre de demandes ne peut pas être de temps en temps défectueux. Il est certain qu'avec le système de vente au détail du lait tel qu'il fonctionne dans nombre de villes de France, et à Lyon notamment, on n'arriverait que difficilement, même par un contrôle des plus soutenus, à assurer la livraison d'un bon lait à la population. La tâche serait plus facile et de résultats plus efficaces, si le contrôle d'une société médicale s'exerçait sur les grandes entre-

prises laitières dont nous avons examiné quelques types.
Il est de l'intérêt de ces entreprises elles-mêmes d'exer-
cer sur leurs fournisseurs, leur personnel de tous or-
dres, une surveillance constante. Mais la discipline
qu'elle s'impose ne pourrait être que renforcée par l'inspection méticuleuse des sociétés de médecins dont elle
rechercherait l'apostille. Il n'y a pas lieu d'entrer ici dans
le détail du protocole qui pourrait régler les rapports
entre les sociétés de médecins et les producteurs de lait,
les sociétés laitières, grandes ou petites, qui recherche-
raient leur appui moral.

Nous ne tenons ici qu'à fournir une indication qui peut
d'autant mieux être remplie, que nous avons des exem-
ples à l'étranger. Il y a là une idée à creuser. Et l'intervention médicale du type de celle dont nous venons de
parler ne pourra pas prêter le flanc à la critique du moment qu'elle sera continue et sévère.

Sans être aussi bien établi qu'à Philadelphie, sans se
réclamer d'une réunion aussi importante d'hommes de
science et de conscience, le contrôle médical fonctionne
dans certaines autres villes sous des modalités assez différentes.

A Berlin, le docteur Engel et plusieurs de ses collè-
gues ont institué un *contrôle médical privé* des étables.
Ils demandent que les producteurs s'engagent à faire
brosser et savonner le pis et le ventre des vaches avant
chaque traite, à s'assurer que le lait ne contient ni poils
ni autres saletés, à le faire aussitôt refroidir, toutes mesures très peu coûteuses et avantageuses pour le producteur lui-même. L'association des producteurs de lait
berlinois a décidé en assemblée générale de satisfaire à

ces conditions. Le contrôle est exercé par des médecins
et des surveillants pris dans les rangs des producteurs
eux-mêmes (1).

Dès 1885, à Stockholm, un comité d'initiative privée
constitua une commission composée en partie de membres de la commission sanitaire municipale, en partie
de membres de l'association des médecins suédois :
trois *médecins*, un *vétérinaire*, un chimiste et quatre
autres experts.

Ce comité proposait aux nourrisseurs de la banlieue
qui voudraient se soumettre aux conditions d'un programme déterminé, de faire examiner leur lait gratuitement par les membres de la commission de contrôle, et
de délivrer ainsi à ce lait une garantie de pureté qui en
augmenterait la valeur et en assurerait la vente. (Vallin) (2).

A Carlsruhe, une grande laiterie fonctionne sous la
surveillance du conseil d'hygiène de cette ville, dont la
commission de contrôle est présidée par M. Lydtin, vétérinaire en chef du grand-duché de Bade.

En résumé, nous trouvons comme caractéristiques
principales de tous ces contrôles :

1° L'acceptation volontaire des producteurs laitiers de
se soumettre à une surveillance d'ordre privé qui est ap-
paremment médicale, si l'on ne considère que la société
qui la provoque, mais qui est en réalité mixte, puisqu'elle est effectuée par des médecins et des vétérinaires.

2° L'appui purement médical qui est la sanction de

---

(1) Dunbar. — *Revue d'hygiène*, 1903.
(2) Vallin. — *Revue d'hyg. et pol. sanit.*, 1897, XIV, p. 35.

cette surveillance, et que l'on donne aux fournisseurs consciencieux. Ainsi donc, à Philadelphie notamment, la Société de pédiatrie ne craint pas de donner son apostille aux produits de celui qu'elle a vu à l'œuvre.

Les mœurs françaises s'accommoderaient-elles à de tels procédés ? demande le professeur Porcher. Si raisonnables et si rationnels que soient ces derniers, il y a lieu d'en douter. Il serait cependant doublement désirable qu'elles veuillent le faire, d'abord pour le consommateur, qui aurait ainsi une garantie de premier ordre, ensuite pour le producteur, dont le lait contrôlé acquerrait une plus-value commerciale appréciable et justifiée.

# CONCLUSIONS

I. — Les conditions dans lesquelles le lait est récolté,
vendu et livré à la consommation, sont encore,
à quelques exceptions près, des plus défavora-
bles dans notre pays.

II. — Leur amélioration ne saurait suivre la mise en
vigueur des lois, arrêtés et règlements les plus
divers sur ce sujet : « la manière forte », la contrainte légale sont loin d'être efficaces. S'il est
bon de punir celui qui n'observe pas les règlements, il est mieux d'encourager ceux qui font
des efforts pour livrer du bon lait à la consommation.

III. — Les sociétés de médecins ont un rôle important
à jouer dans la manière de prodiguer cet encouragement.

La « Société pédiatrique » de Philadelphie
donne à cet égard un exemple à suivre.

# BIBLIOGRAPHIE


Adam. — Rev. scient., avril 1906.

Bibliographia Lactaria.

Bonn. — All. d'hyg. soc. Congrès d'Arras, 1904.

Brunon. — Du lait destiné à l'enfance. Rapp. au 2ᵉ Cong. int. du lait. Paris, 1905.

Bulletin de l'Association de l'Œuvre sociale du bon lait, 1906-1907.

Catrin. — Rev. d'hyg., 1898.

Conseil municipal de Paris. — Procès-verbaux et rapp. général de la com. d'ét. de l'aliment. par le lait. Paris, 1898.

Dunbar. — Rev. d'hyg., 1903.

Ferré. — Rev. d'all. d'hyg. sociale, nº 5, août 1906.

De Lavarenne. — Consommation du lait. Presse médicale 1902.

Plehn. — De l'intervention officielle dans le contrôle de la propreté de l'étable. Rap. au 2ᵉ Cong. int. du lait. Paris, 1905.

Porcher. — De l'alimentation des villes en lait. Lyon, 1906.

    — La question du lait et la Vétérinaire. Chartres, 1907.

Porcher et Nicolas. — De l'approvisionnement des grandes villes en lait. — All. d'hyg. sociale. Cong. de Lyon, 1907.

Porcher et Nicolas. — Un des côtés de l'approv. des villes en lait. — La Tuberculination. — Bull. et mém. de la Soc. vét. de Lyon, 11 mai 1907.

De Rothschild. — Le lait à Copenhague.

    — Contribution à l'étude de l'industrie laitière. France et autres pays. — Rev. d'hyg. et méd. inf , 1902, I, 60.

Vallin. — Compagnies laitières de Stockholm et Copenhague. Rev. d'hyg. et pol. san., 1897, XIV.

Vibert. — All. d'hyg. soc. Congrès d'Arras, 1904.

Wildermann. — Rapp. 2ᵉ Cong. int. du lait. Paris, 1905.

Witaker. — Alimentation en lait des grands centres des États-Unis. — Rapp. au 2ᵉ Cong. int. du lait. Paris, 1905.



7451. Imp. Réunies. - Lyon.

9 782019 231392